I0074920

DES
SELS DE VICHY

APPLIQUÉS A L'HYGIÈNE

ET AU

TRAITEMENT DES MALADIES DE L'ESTOMAC

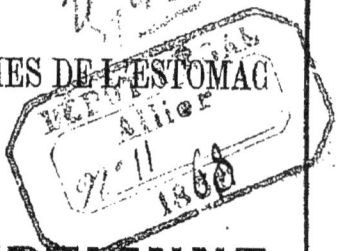

DE L'

ANÉMIE ÉGYPTIENNE

PAR LE Dr E. BARBIER

Médecin aux Eaux de Vichy,
Ex-médecin du bureau de Bienfaisance du 8e arrondissem. de Par
Ex-médecin chargé de missions sanitaires en Orient,
Lauréat de la faculté de Paris,
Membre correspondant de l'Institut égyptien.

Les Sels de Vichy se généraliseront un jour dan
l'hygiène des régions intertropicales, et influant heu-
reusement sur la santé générale, y remplaceront ces
condiments incendiaires qui ruinent à la longue les
force digestives.

Dr. B.

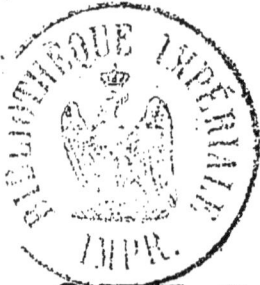

DES

SELS DE VICHY

APPLIQUÉS A L'HYGIÈNE

ET AU

TRAITEMENT DES MALADIES DE L'ESTOMAC

1868

OUVRAGES DU MÊME AUTEUR :

—

L'Orient au point de vue médical. — Ses maladies régnantes et les Eaux de Vichy appliquées au traitement qu'elles comportent. — In-12. PRIX : 2 fr. 50.

Nouvelle théorie du Diabète, envisagée au point de vue du Vitalisme, et son traitement par les Eaux de Vichy. — In-12. PRIX : 1 fr. 50.

La médication hydrocarbonique à Vichy. — Ses applications, ses ressources et son avenir. — In-18. PRIX : 75 cent.

Les Plages de la Provence et des Alpes Maritimes au point de vue médical. — 2 vol. In-12. PRIX : 1 fr. 50.

Les Eaux de Vichy opposées aux affections de la vieillesse. — In-18. PRIX : 50 cent.

La Vie Ecclésiastique et les Maisons religieuses, au point de vue des Maladies qu'on y observe et leur traitement par les Eaux de Vichy. — In-12. PRIX : 5 fr.

Le Choléra épidémique et l'Hydrologie médicale. — Vichy et ses Eaux minérales comme Médication préventive et effective. — In-12. PRIX : 75 cent.

———

Tous ces ouvrages se trouvent à la Direction thermale de Vichy, et sont envoyés à toute personne qui en fait la demande affranchie et l'envoi de la somme en timbres-poste.

S'adresser également à la librairie Wallon, à Vichy.

DES
SELS DE VICHY

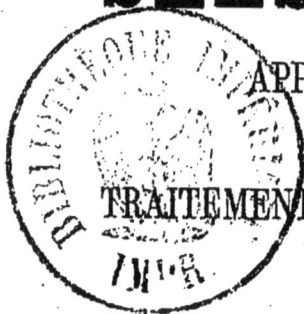

APPLIQUÉS A L'HYGIÈNE

ET AU

TRAITEMENT DES MALADIES DE L'ESTOMAC

DE L'
ANÉMIE ÉGYPTIENNE

PAR LE Dr E. BARBIER

Médecin aux Eaux de Vichy,
Ex-médecin du bureau de Bienfaisance du 8e arrondissem. de Par
Ex-médecin chargé de missions sanitaires en Orient,
Lauréat de la faculté de Paris,
Membre correspondant de l'Institut égyptien.

Les Sels de Vichy se généraliseront un jour dan
l'hygiène des régions intertropicales, et influant heu-
reusement sur la santé générale, y remplaceront ces
condiments incendiaires qui ruinent à la longue les
force digestives.

Dr. B.

DES

SELS DE VICHY

APPLIQUÉS A L'HYGIÈNE

ET AU TRAITEMENT DES MALADIES DE L'ESTOMAC.

I.

L'*Evènement médical*, dirigé par M. le professeur Piorry, nous offre dans son numéro du 31 août, un article fort remarquable sur ce sujet dont nous allons développer les applications pratiques au point de vue du traitement minéral, surtout hors de Vichy.

Cette affection, que l'on est convenu d'appeler « dyspepsie, » tel en est le titre : affection hybride, véritable arlequinade pathologique, qu'on me passe le mot, « elle ne se rapporte en aucune façon, dit le savant professeur, à une maladie spéciale, déterminée et exigeant des moyens de traitement de même nature. » Bref, il s'agit ici d'un symptôme commun à une multitude de lésions. Mais laissons le mot pour la chose, et arrivons au fait, qui réside dans cette prédisposition anormale de certains estomacs à une production surabondante d'acides. Ces estomacs malades se rencontrent nombreux et variés à Vichy, dont ils constituent la moitié, si ce n'est les deux tiers de l'horizon offert à la pratique médicale, de telle sorte que c'est fort souvent en portant atteinte à cette lésion fonctionnelle, en cherchant à la régulariser, que l'on se rend maître aussi d'un accès de goutte imminent, d'une affection rhumatismale invétérée, etc.

L'estomac est donc cette cornue par laquelle il faut passer pour atteindre certaines autres lésions, en apparence incompatibles avec les Eaux et le traitement de Vichy. C'est souvent en régularisant ses fonctions que l'on modifie ou que l'on guérit une maladie tout autre et qui ne semble étrangère à cet organe qu'au point de vue anatomique; car ses sympathies, ses liens sympathiques retentissent au loin dans l'organisme : c'est l'éternelle histoire « des Membres et de l'Estomac, » tracée par le fabuliste. Mais nous voulons surtout insister ici sur la lésion fonctionnelle locale, la sécrétion surabondante d'acides se produisant à la surface de la membrane muqueuse, et ses meurtrières conséquences sur l'organisation.

Le professeur Trousseau, récemment enlevé à la science, a payé un cher tribut à cet implacable mal, dont il aurait pu prévenir les suites, et prolonger son existence longtemps encore, s'il avait bien voulu s'en préoccuper à temps : *occasio prœceps!* L'illustre praticien a succombé aux suites de cette affection, signalée par M. Piorry sous le nom « d'oxygastrie,» caractérisée par une sécrétion anormale d'acides dans l'estomac et qui, par l'induration et le cancer, l'a conduit insensiblement à la tombe.

A ce mal, auquel on donne aussi parfois le nom de « Gastralgie,» lorsque domine l'élément douleur, quel traitement rationnel opposer?

Les sels minéraux de Vichy, répond M. le professeur Piorry, non comme on le fait généralement d'une façon routinière, à des doses fractionnées, insignifiantes; mais à hautes doses, parfois prescrites instantanément, d'autres fois progressivement élevées.

« Il y a bien longtemps, dit le savant pro-
« fesseur, que j'ai largement utilisé pour les
« autres et pour moi-même les Sels de Vichy,
« et j'ai été conduit par les faits à les considé-
« rer comme l'un des agents les plus utiles que
« la médecine possède. » Nous en examine-

rons successivement les importantes applications au traitement des dyspepsies acides, envisagées souvent avec une telle incurie, qu'elles deviennent la source méconnue des plus graves complications.

II

L'appareil digestif est assez rapidement influencé par la chaleur continue et élevée de l'atmosphère, qui ne tarde pas à produire un embarras gastrique habituel assez fréquent dans la dyspepsie. C'est dans le but de prémunir les malades contre cet incident que nous avons si souvent préconisé les favorables effets de la saison d'automne à Vichy, au point de vue du traitement thermal. La température alors généralement plus constante, moins élevée, présente bien des conditions avantageuses qu'on rechercherait inutilement en juillet, par exemple, alors que la chaleur se maintient à la fois élevée et constante. Sous cette influence, la peau subit une suractivité physiologique dont les sueurs abondantes sont la manifestation habituelle. En revanche, la membrane muqueuse du tube digestif reçoit une plus faible quantité de sang. Or les gens en santé même ne sont pas tous susceptibles de subir cette perturbation imprimée à la circulation du sang par une température élevée. L'un des premiers effets de cet état général est l'atonie du tube digestif qui, recevant une quantité moindre de sang, secrète par la membrane muqueuse et ses glandes en tube, un mucus plus épais, et l'acide du suc gastrique plus visqueux, plus concentré; de là l'irritation plus vive de l'organe et les accidents ultérieurs qui peuvent en être le résultat dangereux, si l'on ne modifie, par des agents spéciaux, l'âcreté plus ou moins irritante de ce liquide. Les sels de Vichy constituent l'agent le plus direct pour atténuer la sécrétion acide et concentrée dont nous parlons; car l'embarras gastrique est la conséquence directe de cette sécrétion anormale et s'ajoute, dans cette affection appelée « dyspepsie, » aux autres troubles fonctionnels consécutifs ou préexistants.

Les bains de vapeur pris d'une façon abusive ou continue, mais obligée, conduisent à l'embarras gastrique, susceptible d'être rectifié par les Sels de Vichy, qui en sont, pour ainsi dire, l'antidote efficace et rapide. Ils y conduisent au même titre que la température élevée de l'atmosphère, qui exerce sur la muqueuse du tube digestif, des effets identiques, que l'on rectifie également par les mêmes agents.

Qu'on laisse au contraire s'accumuler sur la membrane interne de l'estomac cette couche de mucus épais et visqueux, ce liquide acide qui tend à se concentrer, et tous les désordres fonctionnels du viscère apparaîtront successivement : saveur amère, fade, nauséabonde, gêne au creux de l'estomac, dégoût pour les aliments, nausées et vomissements, etc., phénomènes que répriment les Sels de Vichy. Néglige-t-on de recourir à ce puissant modificateur, insensiblement les désordres se prononcent davantage. La sécrétion acide et muqueuse se concentre de plus en plus, l'organe tend à s'acclimater, qu'on me passe le mot, à cet état anormàl devenu habituel; une transformation de la muqueuse irritée se produit insensiblement et sous l'influence d'une cause dont la chronicité est le caractère. A la longue, les tissus se ramollissent, les parois de l'estomac s'épaississent, un ulcère simple, pouvant devenir un ulcère perforant, ouvre la scène dont le dénouement aboutit fatalement à la tombe. Telles sont ou peuvent être les conséquences

de l'*oxygastrie*, ou l'évolution de la genèse
morbide de cette affection, qui débute par
une sécrétion progressivement habituelle d'a-
cides dans l'estomac, pour aboutir insensiblement par l'ulcère simple, l'ulcère perforant
ou le *cancer en nappe*, à une mort inévitable.
Quelques grammes de Sels de Vichy introduits
dans le régime ordinaire eussent pourtant
suffi pour conjurer cette fin toujours imprévue
par le malade ou les gens qui l'entourent, et
assez souvent par le médecin lui-même; car
on sait que le *cancer en nappe* échappe plus
que tout autre à nos moyens directs d'investi-
gation, et l'ulcère chronique simple de l'estomac, une fois développé, ne s'éteint qu'avec
l'individu qui le porte.

III

On croira peut-être que nous avons à des-
sein assombri ou exagéré le tableau précédent; il n'en est rien. Nous sommes sur le ter-
rain des faits et des observations pratiques
confirmés d'ailleurs par un maître qui a doté

la science de tant de progrès utiles, M. le professeur Piorry. C'est donc à la haute expérience du praticien que nous entendons
recourir, comme à ses observations person-
nelles, puisées au sein d'une clientèle aussi
nombreuse que variée. Celle-ci est riche de
faits qui, restés jusqu'ici méconnus ou mal in-
terprétés, méritent tout l'intérêt réservé aux
enseignements d'une portée scientifique qui
brise avec les préjugés et la routine.

« En vérité, dit le savant professeur, je ne
« comprends pas comment beaucoup de méde-
« cins redoutent l'usage habituel des sels de
« Vichy, car jamais ils n'ont produits de phé-
« nomènes fâcheux, alors même que je les ai
« prescrits dans des proportions considérables.
« Cette assertion si généralement émise, que
« ce sel détermine la dissolution du sang, doit
« être rangée au nombre des hypothèses abs-
« traites et vides de fondement. J'en ai pris
« pendant quinze ans plus de 10 grammes par
« jour (1), ce qui fait plus de 54 kilogrammes

(1) M. le professeur Piorry a aujourd'hui atteint sa
71e année, et malgré des travaux incessants, il con-
serve toute la verdeur, toute l'activité, toute l'énergie
de l'homme *taillé*, pourrais-je dire, *à l'antique*, et qui
doit longtemps encore conserver cette mâle empreinte.

« et je ne crois pas avoir le sang en dissolu-
« tion (1). »

Nous pouvons, avec l'illustre praticien,
joindre l'exemple au précepte, en puisant çà
et là dans son immense pratique. L'*Evénement
médical* (n° du 14 septembre), à propos de cette
affection que nous avons signalée, sous le nom
d'*oxygastrie* (développement trop abondant
d'acides dans l'estomac), nous présente, entre
autres, une observation qui témoigne haute-
ment de la puissance effective, efficace et surtout préventive des sels de Vichy opposés à la
présence surabondante des acides dans cet
organe.

La dite observation, recueillie avec toute la
sollicitude possible par M. Piorry lui-même, a
trait à un homme de finances, jeune banquier
âgé de trente-cinq ans, qui depuis plusieurs
années éprouvait des accidents variés du côté
de l'estomac : digestions laborieuses et pénibles, dont les symptômes s'aggravent insensiblement, et suivies en dernier lieu de vomissements alimentaires, puis de matières âcres,
amères ou acides; inappétence habituelle,

(1) *La Médecine du bon sens*, par P. A. Piorry, pro-
esseur de clinique médicale à la Faculté de médecine
de Paris, 2ᵉ édition, 1867.

gastralgie permanente, amaigrissement progressif, pâleur générale des tissus. Les années s'écoulaient ainsi sans amélioration aucune, malgré le concours des divers agents de la matière médicale : les amers sous toutes les formes, le vin de quinquina, le bismuth, la magnésie, etc.

Quelques médecins réputés en France et en Allemagne attribuaient l'état maladif du jeune banquier à une affection du foie, dont ils avaient cru constater l'augmentation de volume et la saillie au-dessous du rebord des fausses côtes.

La situation du malade empirait et il lui était désormais impossible de se livrer à ses travaux de banque ; de là, des pertes considérables à la Bourse et une vive commotion morale qui aggravèrent plus encore son affection.

C'est dans ces circonstances que M. Piorry fut appelé à lui donner des soins. Le savant professeur examina l'ensemble des organes avec un soin scrupuleux. Pour lui, rien n'attestait une altération quelconque du foie ; mais à l'aide de la percussion médiate, l'estomac fut signalé comme le siège de la maladie. La douleur y était vive, l'organe pouvait à peine être palpé et était distendu par des gaz. Les symptômes éprouvés par le malade devaient dépendre de l'existence habituelle des acides en trop forte proportion dans l'estomac, d'où résultaient ces contractions douloureuses pendant la période digestive et cette accumulation de gaz dont le viscère était le siège. M. Piorry prescrivit au malade, pour prendre *illicò*, 10 grammes de Sels de Vichy (sels extraits des Eaux et saturés d'acide carbonique), en dissolution dans du sirop de fleurs d'oranger avec addition d'un peu d'eau.

L'oreille étant appliquée sur l'épigastre, laissait alors percevoir une crépitation manifeste, résultant d'un dégagement abondant de fluides gazeux. Aussitôt une énorme proportion de gaz inodores fut évacuée avec bruit par le malade. Le soulagement fut instantané et toute douleur ne tarda pas à disparaître, pour récidiver sans doute encore et être de nouveau combattue avec succès.

L'existence des acides dans l'estomac et leur sécrétion trop abondante, telle était l'origine des accidents éprouvés et qui, par le ramollissement et le cancer de l'organe eussent pu conduire ultérieurement le malade à la tombe.

Combattre donc cette formation exagérée d'acides et en prévenir le retour par les sels de Vichy, était la marche à suivre, tout le

problème à résoudre; seconder ces résultats
par un régime convenable et progressivement
substantiel, réparateur, était une indication
urgente qui fut également remplie; des aliments d'une digestion facile, incapables de
provoquer la distension de l'estomac, et pris à
doses graduées ou progressives, des distrac-
tions, du grand air, de l'exercice, et la guérison radicale ne tarda pas à se prononcer. Mais
le malade fut soumis à l'emploi habituel des
Sels de Vichy, administrés à hautes doses
deux heures après chaque repas et dès qu'il
éprouvait la moindre douleur, une sensation
de gêne à l'épigastre. Depuis, le bicarbonate
de soude n'a cessé de produire ses salutaires
effets, et en deux mois, le jeune banquier vit
disparaître tous les symptômes de son mal.

Mais bien d'autres observations non moins
concluantes s'offrent à nous sur ce sujet si in-
téressant et les propriétés efficaces, étrangement méconnues, des Sels de Vichy opposées
aux suites si graves de l'*oxygastrie*. Nous en
apprécierons successivement toute la valeur.

IV

Nous rencontrons à chaque pas dans la pratique médicale cette affection hybride appelée *dyspepsie* par les uns, *gastralgie* par les autres; et je parle de cette forme dont le caractère prédominant est une tendance à la formation exagérée des acides survenant après une digestion laborieuse, pénible ou incomplète. C'est l'*oxygastric*, qui devrait être imposée comme dénomination à cet état maladif habituel, et qui, pour avoir été méconnu à son origine, devient la source de tous les désordres fonctionnels ou organiques, jetant sur l'existence des malades le plus sombre voile, les plus vives anxiétés. Elle appartient à toutes les latitudes, à tous les climats; plus spéciale peut-être aux régions méridionales et équatoriales qu'aux climats tempérés, en raison de cette vie excentrique ou périphérique, propre aux zònes méridionales, ainsi que nous l'avons établi précédemment. Et bien, malgré l'immense horizon envahi par cette affection, en quelque sorte cosmopolite, si elle n'est pas toujours et partout méconnue, du moins on peut affirmer que son traitement rationnel, son antidote pour ainsi dire, longuement ins-

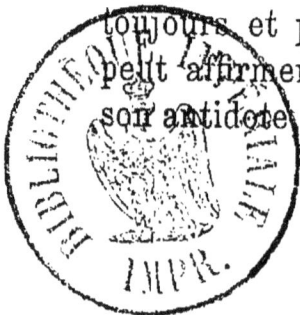

titué, l'est généralement; c'est qu'on tremble encore à l'idée de la prescription ainsi prolongée d'un médicament (les sels de Vichy), dont l'efficacité gît précisément dans son administration persistant avec chaque récidive souvent imminente de la cause. C'est, entre le remède et le mal, une sorte de bail à longue échéance qu'il faut absolument passer, mais sur lequel se trouve encore inscrit, aux yeux de bien des médecins, ce fantôme de la dissolution du sang par les sels alcalins; pure chimère que l'on évoque gratuitement et toujours aux dépens du malade et de la maladie. L'indication incessante à remplir se résumant, dans le cas particulier, « A panser l'estomac irrité par les acides et à éteindre la réaction générale qui en résulte. » C'est là ce que nous avons cherché à faire ressortir dans les observations précédentes et ce que viennent encore confirmer nombre de faits pratiques que l'on rencontre si fréquemment dans le monde.

M. le professeur Piorry, que je me plais à citer parce qu'il a su ramener le traitement de l'oxygastrie à son véritable but, confirme qu'il a observé les symptômes de l'ulcère de l'estomac et même du cancer se dissiper complétement et d'une manière assez prompte, chez beaucoup de personnes, et cela, en se bornant à « des moyens propres à rendre inoffensifs les acides que l'estomac contenait en abondance. » Les sels de Vichy constituaient la base du traitement opposé à l'évolution de la maladie.

« J'ai l'intime conviction, dit le savant pra-« ticien, que la présence dans l'estomac d'aci-« dités en excès est une des circonstances prin-« cipales qui augmentent la gravité des lésions « propres aux cancers de cet organe. Il est « même possible que chez certains individus, « d'ailleurs prédisposés, les acides gastriques « puissent en devenir les causes détermi-« nantes. »

Au milieu des nombreuses observations recueillies dans la pratique de M. Piorry, et qui confirment nos assertions, nous en citons une, pleine d'intérêt ; elle est relative à un administrateur adonné à la vie sédentaire presque absolue et à des travaux d'écriture exigeant des préoccupations continuelles. Ce genre d'existence ne tarda pas à amener des douleurs vives à l'épigastre et dans la région inférieure du foie ; et c'était surtout à droite de la ligne médiane inférieure au foie que se produisaient après les repas, soit des sensations pénibles, que la pression augmentait, soit un sentiment de pesanteur, dont le siège se fixait

à l'espace situé entre les côtes et l'ombilic.
Pendant la digestion, une abondante évacua-
tion de gaz avait lieu par en haut, et pendant
tout le temps nécessaire à la période digestive;
le malade se sentait dépérir, l'abdomen était
tuméfié, et la constipation existait à peu près
permanente. A la pâleur générale des tissus,
se joignait une maigreur notable ayant en-
traîné une prostration des forces générales et
une faiblesse remarquable du pouls.

En 1865, M. Piorry visita pour la première
fois ce malade, que d'autres médecins consi-
déraient comme atteint d'une maladie chronique du foie et des plus graves.

Après un examen fort attentif, l'habile praticien put confirmer que le cœur, les poumons,
le foie n'offraient aucune lésion. La palpation
exercée sur la région inférieure du foie laissait
percevoir l'existence d'une tumeur du volume
de cinq centimètres sur trois; lisse et ellip-
tique, le plessimètre permettait de constater
qu'elle était constituée par des gaz distendant
ainsi l'anse de l'intestin accusée par une sonorité et une élasticité manifestes. Après quelques éructations gazeuzes, la tumeur en effet,
fort évidente d'abord, disparut, et il n'existait
conséquemment aucune induration cancéreuse,
ou autre; il n'existait pas non plus de *cirrhose*,

le foie ayant son volume un peu réduit, mais augmentant ou diminuant sous l'influence des inspirations profondes ou réduites.

La maladie de l'estomac était donc seule en cause, et les acidités produites dans cet organe déterminaient seules tout cet appareil de symptômes ; l'administration du sel de Vichy à haute dose fut immédiatement instituée, et les résultats obtenus confirmèrent que le mal n'était autre qu'une oxygastrie simple, si étrangement méconnue d'abord. A cet état général se joignait également un accroissement du volume de la rate, signalé par le plessimètre ; l'extrait de *berberis*, prescrit à la dose de 40 grammes pendant quelques jours, rémédia à cet engorgement qui fut promptement résolu, secondé d'ailleurs par les sels de Vichy prescrits à doses élevées.

Ce traitement ainsi institué fut maintenu et repris à chaque nouvelle apparition des accidents signalés plus haut. La santé du malade se rétablit insensiblement ; ce résultat, favorisé par le régime rationnel fondé sur les aliments réparateurs, très-digestibles, le vin généreux, l'éloignement momentané des affaires.

Un ensemble de moyens si simples, dont le bicarbonate de soude constituait le principal, suffit pour mettre un terme à la dyspepsie, qui pouvait chez ce malade, entraîner des suites graves, si elle n'eut été activement combattue et bien précisée dans son siége et son mode d'existence.

Dans un grand nombre de cas, affirme M. Piorry, où tout contribuait à signaler l'existence d'un ramollissement de l'estomac (gastromalaxie), résultant sans doute de l'action des acides sur la membrane muqueuse de l'organe, le savant professeur a maintes fois calmé les souffrances et fait digérer des malheureux chez lesquels la pepsine, les amers, les ferrugineux, les élixirs, le magister de bismuth, les narcotiques et autres drogues avaient été longuement et vainement employés. Il a obtenu ce résultat par des modificateurs hygiéniques, le régime approprié et les sels de Vichy administrés comme il vient d'en être question plus haut. « En général, « et dans la grande majorité des cas, j'ai été « assez heureux, ajoute M. Piorry, pour faire « vivre longtemps des malades et pour leur « rendre l'existence plus supportable. »

Nous apprécierons successivement encore les conséquences favorables et l'opportunité des sels de Vichy appliqués à la cure de cer-

taines affections de l'estomac dont les acides
sont la cause primordiale ou le point de départ.

~~~~~~~~~~

V

Les sels de Vichy saturés d'acide carbonique (1) deviennent donc une ressource des
plus précieuses chez les personnes atteintes
de dyspepsie, résultant de la présence des
acides en excès dans l'estomac, état morbide
signalé sous le nom d'*oxygastrie*.

Des observations nombreuses, importantes,
viennent à l'appui de ce fait irrrécusable, qui,
assez souvent méconnu, peut donner lieu à des
lésions organiques d'une haute gravité : c'est

(1) C'est ainsi que sont traités, dans les vastes labo-
ratoires de la Compagnie, les Sels extraits des Eaux
minérales. Enlevés des cuves d'évaporation sous forme
de cristallisation régulière à base rhombe, ces sels sont
ensuite soumis dans une chambre spéciale à l'action
de l'acide carbonique pendant plusieurs jours, et ce
gaz qui contribue à les rendre plus solubles, plus efficaces, leur donne cette blancheur mate caractéristique,
qui atteste leur pureté comme leur incomparable légè-
reté.

qu'il n'est pas d'affection qui, à son début, soit
plus susceptible d'en imposer, et qui, par suite,
assez mal interprétée, soit aussi plus piteuse-
ment traitée. Nous venons d'en citer un
exemple, qui avait donné prise à de graves
erreurs, et bien d'autres s'offrent à nous dans
des conditions analogues · nous les puisons à
la même source.

M. X.., doué d'une forte constitution, d'une
taille élevée, se livre dès son jeune âge à des
travaux scientifiques et littéraires fort assidus.
Sujet à de violentes migraines, il est fréquemment atteint de douleurs très-pénibles au creux
de l'estomac : — resserrement, spasmes, ti-
raillements avec saillie à surface convexe dans
cette région de l'épigastre, au moment où la
douleur se prononce et disparaissant avec elle.
Il en était surtout ainsi, alors que le malade
évacuait avec bruit par la bouche des gaz dont
l'origine était évidemment l'estomac. Ces gaz
inodores n'étaient autres que de l'acide carbonique. Parfois aussi et en même temps, renvoi
de liquides acides, âcres, amers et d'un goût
bilieux ; digestions très-laborieuses, et tous
ces phénomènes étaient surtout prononcés
trois ou quatre heures après le repas.

A de très-rares intervalles, une fois par an,
M. X. était pris de vomissements d'une extrê-

me acidité, de matières verdâtres et rendues dans la proportion de plusieurs litres. Aussitôt après, soulagement instantané qui se prolongeait pendant plusieurs jours; mais jamais il n'y eut de vomissement de sang ou de matières noirâtres, non plus d'évacuations de même nature par l'intestin.

A cet état maladif, l'on avait vainement opposé les purgatifs, les émétiques légers, les stimulants, les cordiaux, de petites doses de liqueurs alcooliques. La diète lactée, les émollients, les délayants, les aliments tirés du règne végétal ou animal, tous ces agents avaient été impuissants; l'apparition de la douleur et les phénomènes précédents n'en survenaient pas moins, trois ou quatre heures après les repas, pour se dissiper radicalement le matin à jeun, lorsque toute digestion était terminée. La percussion médiate faisait percevoir au moment des souffrances, une sonorité exagérée de l'estomac, résultant d'une énorme quantité de gaz développés dans cet organe.

Cette mise en scène de symptômes avait débuté chez notre malade dès l'âge de quinze ans, à la suite d'un accident; une pièce de monnaie (de 75 centimes) avalée par mégarde, et des noix fraîches prises en même temps, en grande proportion. De ce jour, les phé-

nomènes s'étaient exaspérés insensiblement,
et rien jusque-là n'avait pu les calmer.

Arrivé à l'âge de quarante ans, M. X... eut
recours aux soins de M. le professeur Piorry,
qui, après mûr examen, crut devoir prescrire
immédiatement l'usage des Sels de Vichy à
doses élevées, et à l'instant même où les symptômes douloureux apparaissaient. Des gaz fu-
rent aussitôt évacués par l'œsophage et toute
douleur disparut, pour reparaître bientôt, et
céder ensuite à l'emploi d'une nouvelle dose
de Sels de Vichy.

M. Piorry fit élever progressivement les
doses de ces Sels jusqu'à 6 et 8 grammes en
solution, à prendre à chaque apparition des
symptômes gastralgiques.

« Mon but, dit le savant professeur, était,
« en élevant ainsi la dose du médicament, de
« neutraliser tous les acides contenus dans
« l'estomac ; c'était, en effet, à ces acides que
« j'attribuais une action fâcheuse sur la mem-
« brane muqueuse de l'estomac, d'où résultait
« une douleur produite par la contraction des
« fibres de l'organe sur les gaz et les aliments.»

Le succès est venu depuis couronner cette
tentative, dont les conséquences favorables
ne purent se maintenir qu'avec l'usage habi-

tuel des sels de Vichy, administrés dans les circonstances exposées précédemment.

Depuis, M. X... est parvenu à sa soixante-dixième année, exposé toujours aux mêmes accidents et toujours conjurés par le même médicament, ainsi devenu, à l'exclusion de tout autre, l'élément d'équilibre fonctionnel de l'estomac et de l'organisme. Le régime aidant et l'excellente constitution du malade, sont les auxiliaires qui secondent la médication et maintiennent chez lui, avec les attributs d'une santé relative, l'ensemble normal des forces et des fonctions organiques.

Cette observation, comme la précédente est pleine d'enseignements utiles et nous témoigne combien, après un diagnostic précis, il importe d'agir sans hésitation envers et contre toutes les théories plus ou moins vides, élevées à propos de l'action dissolvante des sels de Vichy sur le sang. Que serait-il advenu si, fidèle aux expériences de Magendie, l'on eut, dans le cas particulier, reculé devant l'administration en apparence si abusive des Sels de Vichy? Ces Sels pris à faibles doses et seulement temporaires, eussent été nécessairement impuissants à réprimer cette formation incessante d'acides qui constituaient tout l'élément morbide à combattre ou à réprimer in-

cessamment. *Sublatâ causâ, tollitur effectus.*
On sait que la guérison est à ce prix, et que
l'opportunité en est l'âme.

~~~~~~~~~~~~~~

VI

THÉORIE EXPLICATIVE DES ACCIDENTS CAUSÉS
PAR LES ACIDES EN EXCÈS DANS L'ESTOMAC.

—

Nous avons exposé dans le précédent paragraphe les ressources que l'on est en droit
d'attendre des Sels de Vichy, et l'observation
concluante, ajoutée à tant d'autres, qui témoigne de leur efficacité.

Il nous reste à présenter ici quelques déve-
loppements explicatifs sur le mode de formation des acides dans l'estomac, ce qui fera
plus encore ressortir les diverses applications
de cet agent, qui donne une assez large prise
aux préjugés, même dans le corps médical.
Nous puisons d'ailleurs nos documents au
milieu des observations nombreuses recueillies
par le savant professeur, dont l'expérience

---

pratique a contribué si utilement à jeter la lumière sur ce point litigieux de l'art de guérir.

Dans l'état de santé normale, l'estomac est le siége d'une sécrétion active de liquides acides, et d'un ferment appelé *suc gastrique*, qui a été l'objet d'études multipliées. Cette fonction départie à l'estomac et dont le but est de favoriser la digestion, peut, sous l'empire de diverses causes, s'exagérer ou diminuer : de là des troubles fonctionnels plus ou moins graves. Dans le cas de diminution même du ferment acide, les Sels de Vichy trouvent leur indication urgente, lorsqu'ils sont pris après les repas : ils activent alors la digestion, en sollicitant à la surface de la membrane muqueuse cette pluie de liquides acides, insuffisants ici pour l'acte fonctionnel normal. L'illustre physiologiste, Cl. Bernard, a démontré la nécessité des Sels de Vichy dans cette circonstance pour faciliter surtout la digestion des viandes. Les Pastilles de Vichy répondent en ce cas, et on ne peut mieux, à cette indication et préviénnent ainsi, prises aussitôt après le repas, la langueur des fonctions digestives, les douleurs et les crampes de l'organe dues à l'insuffisance de la sécrétion des liquides acides ou du suc gastrique.

C'est là l'une des utiles et fécondes appli-

2

cations d'hygiène que nous devons aux belles expériences pratiquées sur les animaux par M. Cl. Bernard (1).

Dans cet état, au contraire, où l'estomac sécrète une proportion trop grande de liquides acides, les Sels de Vichy, mais à doses élevées, interviennent utilement pour neutraliser cet excès : à doses faibles, ils excitent la sécrétion du suc gastrique, lorsqu'elle est insuffisante ; M. Cl. Bernard l'a démontré, et ce fait est de notion vulgaire. A doses élevées et prolongées, ils sont plus aptes à réduire la sécrétion exagérée de l'organe, dont nous connaissons les dangers. Dans l'un et l'autre cas, les Sels de Vichy deviennent de puissants auxiliaires de la digestion et à beaucoup plus de titres que ces condiments incendiaires utilisés, dans les pays chauds, pour favoriser l'acte

(1) Ces expériences ont été faites sur deux chiens, auxquels on donne une même quantité de viande ; mais pour l'un d'eux, cet aliment est mélangé avec une certaine dose de bicarbonate de soude. Les deux animaux sont ensuite sacrifiés quelques instants après le repas. Chez l'un, l'on trouve encore la masse alimentaire dans l'estomac ; chez l'autre, elle est en grande partie arrivée dans la seconde portion du tube digestif, c'est-à-dire dans le *duodenum* : et c'est à ce dernier qu'a été administrée la viande mêlée aux Sels de Vichy.

digestif. Les premiers, en effet, constituent un médicament normal et approprié à la cause. Les seconds deviennent un agent anti-normal, artificiel et dangereux. Les souffrances de l'estomac, les gastralgies de toutes sortes en sont les conséquences inévitables.

Les causes occasionnelles qui produisent ce développement exagéré des acides (oxygastrie) sont, paraît-il, les émotions morales, vives, l'abus de la vie sédentaire et des travaux intellectuels, l'insuffisance de la mastication, une grande proportion d'aliments introduits trop rapidement dans l'estomac, mais par-dessus tout, l'habitation des climats chauds et humides, insuffisamment aérés par les courants atmosphériques. L'Egypte, le Bengale, Madagascar sont du nombre : aussi les gastralgies avec développement d'acides en excès y sont elles très-fréquentes, d'autant plus qu'elles sont encore entretenues par les condiments, les épices les plus énergiques, et auxquels on suppléerait si utilement par les Sels de Vichy. Comme stimulants naturels, ils l'emportent sur les précédents, dont ils n'ont ni les dangers ni l'influence pernicieuse progressive. Aussi y a-t il, dans cette idée, qui repose sur la science même, toute une révolution à produire sur l'hygiène locale de ces régions.

Comment la Compagnie de Vichy, qui pour-
rait prendre cette initiative féconde à tous
égards et sous bénéfice exclusif d'inventaire,
ne l'a-t-elle pas encore compris? Mais les vé-
rités résultant des faits les plus probants ne
sont pas toujours, il s'en faut, acceptées d'em-
blée : espérons pourtant, au nom de l'huma-
nité, qu'un jour la lumière éclairera les scep-
tiques sur ce point si important et si grave où
les intérêts humanitaires et spéculatifs se fu-
sionnent à la fois si intimément.

La physiologie, comme les expériences
faites sur les animaux, attestent l'influence
active des nerfs de la huitième paire (pneumo-
gastriques) sur les mouvements de l'estomac
et la sécrétion du suc gastrique, lequel réagit
sur les aliments et contribue à l'accomplis-
sement de l'acte digestif. C'est aux acides que
renferme ce suc gastrique que sont dus la
coagulation du lait dans l'estomac, la saveur
aigre que prend le vin avalé; et cette fonction,
de réduire en pâte chymeuse les aliments,
départie au viscère, est influencée également
par le suc gastrique, qui en active la fer-
mentation.

Mais l'action des acides en excès, formés
dans l'estomac, paraît avoir été la cause,
affirme M. Piorry : 1° du ramollissement de

cet organe, observé d'ailleurs par Carswel : 2° de sa perforation constatée par Hunter, chez les suppliciés (et ici la sécrétion surabondante des acides paraît résulter de cet état de tension morale particulière, permanente chez ces individus); 3° de ce ramollissement enfin spécial aux malades astreints longtemps à une alimentation insuffisante, ramollissement d'autant plus manifeste qu'on l'observe sur les parties déclives de l'organe; 4° de la perforation, en définitive, de l'estomac, étudiée chez les jeunes enfants par M. Cruveilher.

Voilà quels sont les résultats ultimes produits à la longue par l'accumulation des acides, et, s'ils ne sont pas toujours aussi graves, l'on comprend toutefois que lorsqu'ils existent, ces acides, en trop grande abondance, ou qu'ils sont plus énergiques qu'ils ne doivent l'être, ils réagissent d'abord sur la membrane muqueuse de l'estomac, qui en est plus ou moins affectée, d'où ces douleurs épigastriques plus ou moins sourdes et continues, puis sur les aliments, d'où résulte un énorme dégagement de gaz : comme conséquence, la distension de l'estomac. Pour en faciliter l'affaissement, les malades, à leur insu, avalent de l'air, qui accroît encore cette distension ; alors survient, dans cet état, la contraction douloureuse des fibres musculaires de l'organe, se réitérant sous forme de crampes jusqu'à l'expulsion du gaz, qui se produit enfin par des éructations convulsives ou fréquentes.

Mais sous cette influence, la région épigastrique est le siège de douleurs à peu près permanentes, qui retentissent çà et là dans l'organisme. Cette émission considérable de gaz, toujours imminente et effective, si l'on n'y remédie, se maintient jusqu'à l'issue complète de l'acte digestif et la vacuité de l'estomac : le malade est alors prostré, abattu, n'en pouvant mais, incapable d'aucun effort moral, intellectuel ou physique. Dans cette situation, on observe parfois des nausées et même des vomissements de matières alimentaires, en minime proportion : plus souvent le malade expulse des liquides âcres, acides, avec sentiment d'astriction à la gorge ou de chaleur (pyrosis). Ces liquides ont une couleur bilieuse quelquefois, sont rejetés en abondance par la bouche et suivis d'un bien-être manifeste, qui met fin à l'acte morbide momentanément interrompu. Ce sont là les phénomènes morbides habituels caractérisant l'*oxygastrie*, qui se complique souvent, dit M. Piorry, du cancer de l'estomac, d'entéralgie, d'embarras intestinal et autres expressions morbides diverses.

Ceci établi, il est on ne peut plus facile de s'expliquer le mode d'action des Sels de Vichy dans cette affection.

Les sels alcalins contenus dans les Eaux minérales s'emparent des acides qui se forment dans l'estomac pendant la digestion, les neutralisent ou les rendent inoffensifs pour la membrane muqueuse de l'organe. Le gaz acide carbonique se dégage, provoque la distension du viscère, et avec elle, la contraction des fibres musculaires; sous cette influence, le gaz, instantanément développé, est projeté au dehors par la bouche, et le soulagement immédiat s'en suit. La digestion subit alors ses phases, sans efforts ni douleurs, dès qu'elle est affranchie de l'obstacle principal, l'accumulation des gaz qui entravait son cours régulier.

Mais un point important à faire ressortir ici, lorsqu'on a recours aux Eaux alcalines de Vichy, pour prévenir tous ces désordres, c'est que celles-ci, contenant par litre, au plus, 6 grammes de bicarbonate de soude, sont trop peu minéralisées pour produire les résultats favorables que nous venons de signaler. Un moyen donc, et des plus efficaces, d'obtenir l'ef-

fet désiré est de surminéraliser l'Eau minérale
elle-même, d'y ajouter, par exemple, de 10 à
20 grammes de bicarbonate de soude en plus,
ainsi que le propose, à si juste titre, M. le
professeur Piorry. Car, à l'état ordinaire, l'Eau
minérale de Vichy renfermant 1 gramme 6
décigrammes au plus par verre « est impuis-
« sante à calmer les accidents de l'oxygastrie,
« et faire cesser la gastralgie et les éructa-
« tions que causent les acides contenus dans
« l'estomac. »

Pour que les Pastilles de Vichy, prises après
les repas, puissent être également utiles, on
doit en augmenter considérablement la dose,
jusqu'à saturation immédiate des acides.

« L'efficacité des Eaux de Vichy, dit le sa-
« vant professeur, augmenterait singulière-
« ment (pour combattre l'oxygastrie) en y
« faisant dissoudre, en plus des proportions
« qui s'y trouvent naturellement, de 10 à 20
« grammes de bicarbonates de soude ; alors à
« la dose d'un verre leur effet devient instan-
« tané. »

Puis, comme le fait observer M. Piorry, les
Eaux minérales alcalines de Vichy ont « la
« précieuse propriété de dissoudre parfaite-
« ment une grande proportion de bicarbonate
« de soude, même alors qu'une grande partie

« de l'acide carbonique qu'elles contiennent
« en est évaporée. »

C'est là un incontestable avantage que ne
possède pas l'eau ordinaire. En ces quelques
mots le savant praticien signale la haute im-
portance des Eaux minérales transportées, et
il ajoute : « la dissolution complète du bicar-
« bonate de soude dans l'Eau minérale est
« d'ailleurs infiniment moins désagréable à
« prendre que la simple suspension de ce sel
« dans un liquide peu sucré. »

Ainsi se trouve désormais résolue pour les
malades, obligés de subir un traitement loin
de nos thermes, l'alliance indispensable des
Eaux minérales exportées et des Sels minéraux extraits des Eaux mêmes de Vichy. Il
importait de faire ressortir cette grave consi-
dération appuyée sur la pratique médicale la
plus consciencieuse et qui n'avait pas même
encore été entrevue jusqu'ici. Les applications
à la médecine en sont des plus fécondes, et
c'est surtout dans les climats chauds, où les
fonctions digestives s'allanguissent incessamment, conduisant à l'*anémie*, qu'il importe de
recourir à l'intervention efficace des Eaux
alcalines et des Sels minéraux de Vichy, vrais
moyens préventifs assurés de tous ces désordres fonctionnels.

DE L'ANÉMIE ÉGYPTIENNE

(ANÉMIE DES PAYS CHAUDS)

Avant de terminer cette notice, quelques mots sur l'anémie égyptienne feront ressortir plus encore les ressources que nous offrent, pour prévenir cette maladie généralisée, les Eaux et les Sels minéraux de Vichy.

On entend par anémie une perte ou une diminution de la masse du sang, cette chair coulante, a dit Bordeu, destinée à l'entretien de nos organes.

L'anémie est une affection très répandue en Egypte, comme, dans bien des pays intertropicaux ; elle est caractérisée par l'affaissement des forces musculaires et des forces digestives : ce sont là les premiers signes qui s'observent chez les nouveaux arrivés, sous l'influence d'une température élevée et constante qui porte une atteinte directe aux fonctions de l'hématose, c'est-à-dire, du renouvellement de la masse du sang ; puis survient la pâleur mate des tissus et les vertiges qui attestent un degré plus avancé de la maladie.

L'anémie n'est pas seulement particulière

aux nouveaux arrivés, elle atteint tous les Egyptiens indistinctement, depuis le dernier fellah jusqu'aux pachas. Elle entre pour une si grande part dans l'ensemble des décès, qu'elle forme à elle seule le quart de cette proportion et influe, comme cause partielle, sur presque tous les autres éléments de mortalité en Egypte. Il s'agit donc ici d'une affection grave, importante, qu'il est surtout utile sans doute de prévenir plus encore que de guérir, vu la difficulté de ce résultat.

La cause occasionnelle ou déterminante de l'anémie gît assurément dans cet état particulier où se trouvent les fonctions digestives progressivement affaiblies, sous l'action débilitante du climat, de l'humidité de l'air, et de l'insuffisance des courants aériens. Nous avons vu déjà, dans un précédent paragraphe, ce qu'il faut penser des effets de la chaleur élevée et constante sur l'organisme et spécialement sur le tube digestif. Nous n'insisterons pas ; nous dirons seulement qu'en Egypte, comme dans tous les pays chauds, les habitants s'efforcent de remédier à cet état de faiblesse, d'atonie des voies digestives par des condiments variés, des épices, des piments énergiques, des stimulants qui, à la longue, exercent une pernicieuse influence sur l'estomac et l'intestin. Les préparations culinaires se ressentent de cette habitude impérieuse des stimulants gastriques propres à réveiller l'appétit éteint ou affaibli, et à la longue surviennent les désordres fonctionnels qui entraînent l'anémie. Aussi les affections de l'estomac sont elles fort répandues en Egypte, et parmi elles domine cet état que nous avons exposé précédemment et défini sous le nom d'*oxygastrie*.

Cette tendance à la formation des acides résulte presque directement de la chaleur élevée de l'atmosphère ; la membrane muqueuse du tube digestif reçoit une quantité de sang insuffisante, moindre qu'à l'état normal, parce que la suractivité imprimée aux fonctions de la peau s'opère nécessairement aux dépens des voies digestives : d'où la faiblesse et la langueur de celles-ci, l'altération de la nutrition, le manque de réparation des forces, accru encore par le dégoût des aliments substantiels, même des viandes les plus susceptibles de réparer les pertes incessantes de l'organisme.

L'anémie est alors la résultante nécessaire de cet état général.

On augmente la dose des stimulants alimentaires, des épices, des condiments de toutes sortes, et cela toujours aux dépens de cette grande fonction : la nutrition incessamment mise en échec.

L'oxygastrie est pour ainsi dire le point de départ de ces troubles fonctionnels ; et pour prévenir ces derniers, n'agirait-on pas avec plus de bon sens en ayant recours aux Eaux minérales ou aux Sels de Vichy, que nous avons signalés comme les agents les plus efficaces de l'état morbide qui nous occupe?

Poser cette question, c'est la résoudre par l'affirmative ; les observations fréquentes que j'ai pu recueillir chez des Egyptiens au milieu desquels j'ai vécu, aussi bien que chez les habitants venus à Vichy pour y subir un traitement, ne me laissent aucun doute à cet égard. Je ne fais donc ici que présenter sommairement cette idée toute pratique, de suppléer aux stimulants incendiaires adoptés dans les pays chauds, par les Eaux ou les Sels de Vichy : Modificateurs hygiéniques d'une efficacité propre à prévenir les affections liées à l'affaiblissement des voies digestives, à prévenir l'anémie des pays chauds, à modifier enfin, dans un sens favorable et humanitaire, l'hygiène locale de ces régions.

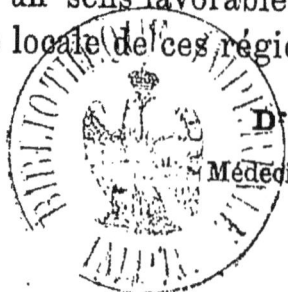

Dʳ E. BARBIER,
Médecin aux eaux de Vichy.

VICHY, Imp. Wallon. — 1.68.

RENSEIGNEMENTS SUR VICHY

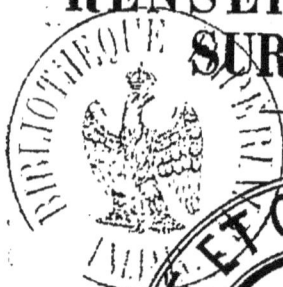

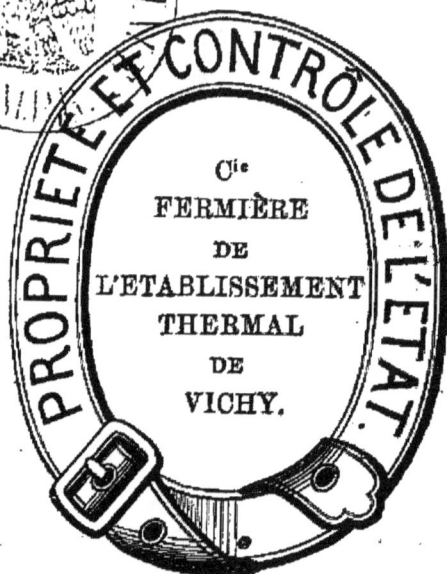

PROPRIÉTÉ ET CONTRÔLE DE L'ÉTAT.

Cie
FERMIÈRE
DE
L'ETABLISSEMENT
THERMAL
DE
VICHY.

ADMINISTRATION
Boulevart Montmartre, 22,
PARIS.

LE CONTROLE DE L'ÉTAT

Est obligatoire sur les Eaux, Sels
et Pastilles de l'Etablissement thermal
de Vichy.

PRODUITS

EXTRAITS DES EAUX MINÉRALES DE VICHY

SOUS LE

CONTROLE
DE L'ÉTAT

PRIX

Sels pour Bains de Vichy
chez soi

		fr.	c.
ROULEAU.............. 250 grammes		1	»
20 Rouleaux *franco* de port et d'emb. ...		20	».
En France.			

Sels pour Boisson artificielle de Vichy

	fr.	c.
FLACON GRÈS (500 grammes)..........	5	»
BOITE DE 50 PAQUETS.................	5	»
(Chaque paquet pour un litre d'eau).		

Pastilles digestives

		fr.	c.
1/2 BOITE............. 70 grammes.		1	»
BOITE .... 140 —		2	»
BOITE .... 500 —		5	»

La boîte de 500 grammes s'envoie *franco*
dans toute la France.

ADMINISTRATION DE LA Cie FERMIÈRE DE L'ÉTABLISSEMENT
THERMAL DE VICHY
22, Boulevart Montmartre, PARIS.

VICHY CHEZ SOI

Tout le monde ne peut venir à Vichy: les distances, la dépense, les affaires, les infirmités même sont souvent un obstacle. Il était donc indispensable de chercher, pour les personnes qui ne peuvent venir se traiter à l'Etablissement thermal, un moyen de se procurer en tous pays un traitement presque semblable à celui de Vichy.

Le traitement à Vichy se compose des Bains et des Eaux bues aux Sources. Quand on ne peut aller aux Sources, elles viennent à vous sous la forme d'Eaux transportées, mais pour les Bains on avait tenté depuis longtemps de les remplacer avec les bains alcalins (*bicarbonate de soude du commerce*; on connaît l'insuffisance de ce moyen. Aujourd'hui, on extrait des Eaux, sous le **Controle de l'Etat**, les Sels auxquels les Eaux de Vichy doivent leurs principales propriétés.

L'emploi de ces Sels naturels, *contrôlés par l'Etat*, constitue donc de **véritables Bains de Vichy**, dont l'usage simultané avec l'Eau minérale naturelle en boisson peut, sous la direction d'un médecin, remplacer le traitement de Vichy, pour les malades que leurs occupations, leurs infirmités, la dépense et surtout les grandes distances tiennent éloignés de Vichy; mais le traitement sur place est nécessairement toujours préférable.

On ne saurait trop engager le public à se défier de tout produit ne portant pas ces mots : **Controle de l'Etat**, en gros caractères, c'est la garantie donnée au public contre toutes les préparations artificielles de Vichy.

Chaque rouleau contient 250 grammes de Sels, c'est-à-dire l'équivalent de la quantité de Sels d'un bain pris à l'Etablissement thermal. *Le Bain doit être pris à la même température qu'un bain ordinaire. — Il faut verser le Sel quelques instants avant de prendre le Bain, la dissolution est immédiate. Ces Sels n'attaquent pas l'étamage des baignoires.*

Quant au prix, ils sont abordables à toutes les bourses, car

Chaque Bain coûte seulement UN Franc.

ET 20 BAINS EMBALLÉS SONT EXPÉDIÉS FRANCO DE PORT ET D'EMBALLAGE POUR 20 FR. DANS TOUTE LA FRANCE.

C'est en quelque sorte la santé mise à la portée de tous, car si on considère combien est grand le nombre de ceux qui ont besoin du traitement de Vichy, et combien est minime ceux qui viennent à l'Etablissement thermal (20,000 à peine), on arrive tout naturellement à chercher les motifs de cet éloignement, et ils résident sûrement dans les obstacles apportés, comme nous le disions tout à l'heure, par la distance, les affaires, souvent même les maladies.

Dépot de toutes les Eaux minérales naturelles de France et de l'Etranger.

A Vichy, à l'Etablissement thermal et à Paris, 22, boulevart Montmartre

LE CONTROLE DE L'ÉTAT

Sur les produits de Vichy a pour objet de surveiller l'évaporation des Eaux et de certifier que tous les Sels pour Bains et Boisson, et ceux servant à la fabrication des Pastilles digestives, employés par l'établissement thermal, sont réellement extraits des Sources sous la Surveillance et le

CONTROLE DE L'ÉTAT

(Arrêté ministériel du 17 mars 1857).

FAC-SIMILE

CONTRÔLE DE L'ÉTAT, ARRÊTÉ MINISTÉRIEL du 2 Mars 1857.

EXTRACTION ET EMPLOI DES SELS NATURELS DE VICHY

SURVEILLANCE ADMINISTRATIVE

AGENCE DE SURVEILLANCE

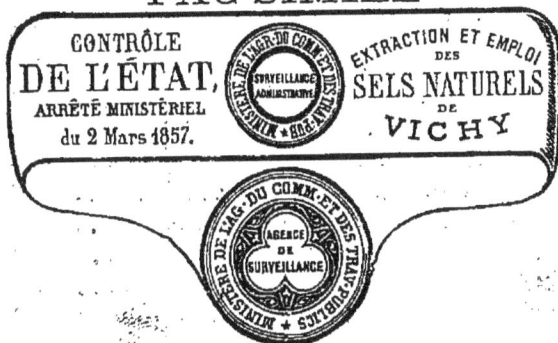

Le signe du **Contrôle de l'Etat** *est une bande blanche filigranée avec cachet noir. — Elle est réunie par l'estampille (Agence) imprimée en rouge.*

....

LA BANDE et **LE CACHET DU CONTROLE** sont sur les Produits, comme **LA CAPSULE** sur la bouteille, la garantie offerte par l'Etat au public contre **LES PRÉPARATIONS ARTIFICIELLES**, dites de **VICHY.**

Vichy, Imprimerie WALLON 1878